AF343269

LE CABINÉT

DE

CONSULTATIONS

D'UN MÉDECIN.

« Car le ciel a permis que l'homme généreux
« Sans la reconnaissance eût le droit d'être heureux. »

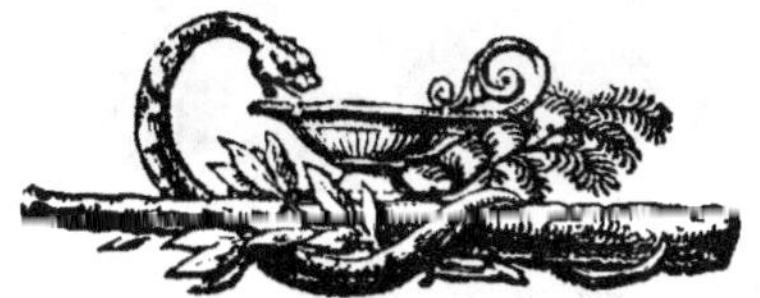

CHALON-S.-S.,
Imprimerie de J. Duchesne, rue St-Antoine, 6.
1841.

LE CABINET

DE

CONSULTATIONS

D'UN MÉDECIN.

« Car le ciel a permis que l'homme généreux
« Sans la reconnaissance eût le droit d'être heureux. »

Dès l'origine du monde, l'homme dut subir le sort de tous les êtres organisés, c'est-à-dire naître, progresser, dépérir et passer.—Le jeu si admirable et si compliqué de tant d'organes qui réagissent les uns sur les autres dut éprouver de fréquentes altérations ; et, comme le sentiment de la conservation prédomina toujours dans la nature, nos premiers pères, sous l'influence des primitives douleurs, durent chercher des adoucissements à leurs maux.

Un certain instinct les guida, mais que de tentatives ne firent-ils pas à leurs dépens ! Des substances vénéneuses furent prises pour innocentes et déterminèrent de nombreux accidents. L'observation les signala et la tradition les fit reconnaître.

C'est ainsi que commença l'empirisme, qui fut pratiqué avec succès par les Chaldéens, les Assyriens, les Babyloniens, les Mèdes et les Perses ; ce fut en Grèce, ce berceau des arts et des sciences, qu'Esculape jeta les premiers fondements de la médecine. Plusieurs temples lui furent consacrés où les maladies connues et les remèdes qui pouvaient les combattre furent inscrits sur des tables d'airain.

Hippocrate apparut qui coordonna les observations éparses et burinées sur les tables de Cos et d'Epidaure, les soumit au creuset de l'expérience et fit faire un tel pas à son art, qu'on le surnomma le père de la médecine.

Enfin Rome devint la métropole de l'univers et l'art de guérir s'y introduisit avec les usages et les sciences de la Grèce. Le premier qui le pratiqua fut un grec du nom d'*Archagatus*. Après lui un esclave, nommé *Antonius Muza*, acquit une grande réputation en guérissant l'empereur Auguste ; puis parut sous Marc-Aurèle, le célèbre Galien qui combattit quelques-uns des aphorismes du vieillard de Cos et donna lieu à ce dicton si connu

Hippocrate dit oui, Galien dit non.

Telle fut l'origine de la médecine chez les Grecs et les Romains.

Avant Hippocrate, tout malade, transporté sur la place publique, était exposé à l'investigation des passants. Ces derniers, attirés plutôt par la curiosité que par la compassion, approchaient du patient, l'interrogeaient, examinaient ses traits ou son mal lorsqu'il siégeait à l'extérieur et cherchaient des similitudes avec des maladies déjà observées. Après un examen plus ou moins prolongé, chacun proposait un remède qu'il donnait comme infaillible. Inutile d'ajouter que les moyens curatifs étaient non moins variés que les conseillers et qu'après un moment d'exposition, le malade emportait cent recettes panacées opposées pour la plupart aux affections qu'elles devaient combattre.

Mourait-il alors plus de monde que de nos.

jours ? Je ne le pense pas, puisque le même procédé est mis en usage avec cette seule différence que les passants viennent trouver le malade et le circonscrivent tellement, qu'il devient inaccessible à l'homme de l'art.

Ce n'est le plus souvent, qu'après la mise en pratique d'une foule de conseils pernicieux que le médecin est consulté, plutôt d'après les instances d'un parent ou d'un ami que d'après la confiance qu'il inspire. Cependant, à voir la foule qui se presse dans l'antichambre d'un docteur en renom, qui ne croirait que la plus grande docilité est acquise à ses prescriptions ? Il n'en est rien ; on le consulte pour avoir un avis de plus et le meilleur n'est jamais le premier écouté.

Quoiqu'il en soit, le cabinet de consultations d'un médecin est une mine féconde en observations de toute nature : observations de goûts dépravés, observations de monomanies bizarres, de préjugés absurdes et d'innombrables misères auxquels se trouve exposée notre frêle organisation. Le prêtre est le confident des maux de l'âme, le médecin est le confident des maux de l'âme et du corps. Le premier écoute et console, le second écoute, console et soulage ; bien plus, son œil scrutateur découvre souvent ce qu'une fausse honte empêche d'avouer.

Les médecins sont généralement accusés de matérialisme parce que, chaque jour, ils observent l'influence incontestable des organes sur l'intelligence ; parce qu'ils savent que cet homme dont ils admirent la vaste conception, la diction facile, le jugement profond, tombera tout-à-coup dans la démence si, à la suite d'une chute, il s'opère un léger épanchement dans le cerveau. Les médecins ne sont pas matérialistes puisqu'ils reconnaissent que la matière n'est rien sans le principe vital qui l'anime, mais ils sont forcés d'admettre que matière et principe se modifient singulièrement l'un par l'autre.

Je m'aperçois que je m'éloigne de mon sujet et sors du cabinet de consultations où je désire faire entrer le lecteur, dût-il en sortir à son tour malade..... d'ennui.

Dans un appartement orné de tableaux et d'objets de curiosité disposés avec art, afin de distraire les clients qui attendent leur tour d'admission, sont réunis quelques caractères tranchants et divers, types originaux trop remarquables pour ne pas être reproduits. Je leur laisserai ces expressions bizarres, ces idées burlesques qui dénotent une profonde ignorance, et font regretter que quelques notions anatomiques ne fassent pas partie de l'instruction primaire et à plus forte raison de celle des colléges. L'artisan, qui abuse des liqueurs spiritueuses et se livre aux plus déplorables excès, parce que dit-il, il a un *estomac de fer*, tremblerait de crainte, s'il savait que cet estomac de fer n'est autre qu'une poche formée de faibles membranes qu'un rien peut altérer. Mettant au jour des confidences, je ne voilerai pas celles qui glacent et terrorifient l'homme le plus versé dans l'étude du cœur humain. Je n'inventerai rien, tout invraisemblables que paraîtront quelques-unes de mes expositions, je répéterai fidèlement ce que j'ai entendu.

1er client.—Homme gros, court, vermeil, boitant sensiblement. Docteur, je vous salue. — Vous le permettez.—Il s'assied—et ajoute voici la chose :

Je suis marchand de vin de mon état, c'est vous dire que la politesse et l'intérêt de mon négoce veulent que je pousse à la consommation. Je trinque avec l'un, je bois avec l'autre, je tiens tête à tous car j'ai un estomac de fer. Or à force de prendre la goutte, je crains qu'elle ne soit tombée dans ma jambe gauche. (Un gros rire annonce que le client est enchanté de son jeu de mot.) J'ai cru d'abord avoir affaire à un *rhumatisme-mâle* mais une voisine qui s'y connaît, me dit, un jour : Pierre Thomas, vous avez les nerfs *entre-sautés*, il vous faut le *rhabilleur*. Je me suis donc fait *regogner* par le regogneur le plus en renom ;—il a remis les nerfs à leur place mais ne m'a pas guéri. Enfin je dois vous avouer que je suis sujet à des *arnizes* ou *arnaisons* (douleurs de reins) qui me tiennent raide comme barre, et que dans ma famille, nous sommes tous *sanguinaires*.

Je lui prescrivis une large saignée. — Je m'en garderai bien, nous sommes au mois de mai, et je me suis laissé dire qu'une saignée faite au mois de mai en nécessite une semblable, tous les ans.— Puisque vous êtes assez sot pour le croire, employez les sangsues.—Je n'en veux pas—je me suis laissé dire qu'elles mettaient le sang en mouvement et qu'on ne pouvait plus l'arrêter.—Alors faites ce que vous voudrez.—J'ai un remède qui est infaillible, c'est mon compère le tisserand qui me l'a indiqué, — un mélange de poivre et d'eau-de-vie, — je l'essaierai.....

2ᵉ client. — Une femme du peuple tenant un moutard, dont les yeux chassieux, la figure dartreuse, le cou engorgé, les articulations entourées de nodosités, annoncent la constitution scrofuleuse la plus prononcée. — S'exprimant avec volubilité : M. le médecin je vous apporte mon troisième, qui est atteint de la *catarrhe.*—C'est un bel enfant, comme vous le voyez, car sans la catarrhe, il marcherait déjà, il n'a que trois ans.—C'est gentil comme l'enfant qui vient de naître, — ça pleure du matin au soir parce que ça souffre, — mais ça n'a pas d'humeurs,—c'est sain comme cloche ;—dans la famille nous sommes tous sains, — sa sœur et son frère m'ont déjà gros coûté en médicamens,—le père a toujours quelque chose, mais la santé avant tout. —Les uns m'ont dit : ton enfant a les *ostructions* ;

les autres, il a la *ratelle* (engorgement de la rate), tous prétendent qu'il est *noué*, je n'en crois rien,—ce qui m'inquiète, c'est qu'il a pris la *fleur de sang*, il va—il va sous votre respect—que c'est comme une fontaine.

Eu effet un certain bruit, suivi d'une odeur, annonça que la mère avait dit vrai , et je *sentis* toute la justesse de son assertion.

3ᵉ client. — Grand Monsieur à redingote rapée de petit propriétaire , — perruque tirant sur le rouge-fauve,—figure idem.

D'une voix de Stentor,—docteur,—de tout mon cœur. Je viens me consulter pour une simple incommodité, car je ne suis pas malade—le coffre est bon.

—Quelle est cette incommodité?

—Comment dites-vous ?

—Je crois la reconnaître.

—Je n'entends pas ce que vous me faites l'honneur.....

—Elevant la voix,—je présumais bien que vous étiez atteint de surdité.

—De surdité?... vous avez deviné et sans que je le dise, docteur, vous avez ma confiance.

Après l'exploration de deux oreilles dont les conques allongées présentaient quelque similitude avec celles de Midas, ic constatai la présence d'une grande quantité de cérumen dans les conduits auditifs , et après quelques injections je rendis au sourd son premier entendement.

—Grand merci ! j'entends, et je vous assure ma confiance.

—Puisque vous êtes satisfait , je réclame pour le service que je vous ai rendu la somme de dix francs.

—Vous dites.....

—Qu'il me faut, pour mes honoraires, dix francs.

—Je n'entends pas.

—(A haute et intelligible voix.) Vous me devez dix francs.

—Vous me conseillez de revenir dans quelque temps, je reviendrai, car vous avez toute ma confiance; au revoir, docteur.

Au diable! pensai-je, et je rangeai le client dans la catégorie si nombreuse des malades reconnaissants.

4e client.—Homme de 40 ans,—pâle amaigri,—hypocondriaque. — Je suis très dangereusement malade, et si je viens vous consulter c'est sans espoir de guérison. J'ai joui d'une bonne santé jusqu'à l'époque où je fis une chute qui me décrocha l'estomac : mon caractère qui était jovial devint triste et je ne me suis jamais rétabli depuis.

—Quel âge aviez-vous quand vous fîtes cette chute?

—J'étais encore en nourrice, j'avais deux ans.

Une heure fut employée dans la narration pittoresque de mille maux imaginaires et la conclusion fut celle-ci :

—Je ne guérirai pas, j'ai l'estomac décroché.

—Nous le raccrocherons.

—Il est trop faible.

—Nous le fortifierons.

—C'est tout ce que je demande — des fortifications.

5e client.—Jeune et jolie femme de la campagne, mise bressanne.—M. le médecin, vous ne savez *po* ce que je vins *charchi?* — Pas encore. Votre teint frais annonce que vous n'êtes pas sérieusement malade. — Je voudrais que vous me *baillissiez* un remède pour que mon mari *crevisse* (historique.)

—Vous dites?

—Que vous me baillissiez un remède pour que mon mari crevisse.

J'écoutai cette singulière demande, ébahi de l'impassibilité avec laquelle elle me fut adressée.

—Que vous a fait votre mari pour que vous dé-
siriez sa mort ?

— Je suis jolie, — il est jaloux, — il me bat et
comme il est le plus fort, je veux lui *bailli* le grand
remède.

Je représentai à cette jeune femme la monstruosité
de sa demande et de ses intentions. — Elle comprit
sa sottise, me supplia de garder le silence et me
promit de renoncer à ses projets ; en effet je la ren-
contre fréquemment, elle rougit dès qu'elle m'a-
perçoit ; et son mari que j'ai moralisé, sans l'avertir
de la demande de sa moitié, ayant renoncé à ses
mauvais traitements, a, jusqu'à ce jour, évité le
grand remède.

6ᵉ client.—Mère de famille, aux yeux fixes, aux
traits amaigris.—Docteur, on m'a jeté un sort,—je
suis perdue;—c'est une mendiante, une vraie sor-
cière que j'ai renvoyée brusquement et qui m'a dit :
tu t'en repentiras.—En effet, depuis, j'ai cessé d'ai-
mer mes enfants ; — à chaque instant, le sort me
crie : étouffe-les ces petits anges tu les enverras au
Ciel. — Deux fois j'ai essayé. — La première fois,
l'aîné qui a quatre ans m'a dit : maman, pourquoi
me fais-tu du mal,—je t'aime bien,—je suis sage,
—embrasse-moi; et je n'ai pas eu la force d'achever.
Hier je me suis approchée du cadet qui est au berceau, et j'allais serrer un cordon que j'avais passé
à son cou, lorsqu'une voisine est entrée.—Je suis
bien malheureuse, — donnez-moi un remède pour
chasser ce maudit sort, car je sens qu'il est affreux
de tuer ses enfants.

Je reconnus, dans cette pauvre femme, une de ces
monomanies si fréquentes, lesquelles conduisent à
l'échafaud une foule de victimes considérées comme
criminelles, et qui ne font souvent qu'obéir à une
influence maladive plus forte que la raison. O peine
de mort ! que de sang innocent tu as ainsi versé :

quand donc luira le jour où la société cessera de
venger un crime par un autre crime ? J'employai
une médication énergique pour la malade, je pré-
vins la famille de ne jamais la laisser seule avec
ses enfants, et j'eus le bonheur de lui rendre avec
la santé, cette tendresse que la nature a si profon-
dément placée dans le cœur d'une mère.

Enfin après deux heures passées à écouter et à
conseiller, le front mouillé de sueur, l'âme oppres-
sée par tout ce que je venais de voir et d'entendre,
je me disposais à prendre un repas dont j'éprouvais
un grand besoin, lorsqu'un habitant de la campagne, tout haletant, vint m'enlever, pour délivrer sa
femme, depuis deux jours aux douleurs de l'enfante-
ment. Le cas était pressant, j'avais une lieue à
faire ;—un seul instant de retard pouvait occasion-
ner la mort de deux êtres,—je ne balançai pas,—
je partis. Je trouvai sur un grabat une malheureuse,
très pretite de taille et tellement contrefaite que je
reconnus l'impossibité d'une délivrance sans le sa-
crifice de la mère ou de l'enfant. Pour sauver l'hé-
ritier d'une couronne, pour perpétuer une dynastie,
on peut hésiter, mais je n'avais pas affaire à la mère
d'un César, je dépéçai l'être encore à l'état végéta-
tif et sauvai, par une opération terrible mais néces-
saire, cette femme trop disgraciée de la nature pour
espérer les douceurs de la maternité.

La nuit était très avancée lorsque je revins chez
moi, exténué, réfléchissant sur la vie du médecin, vie d'amertumes, de dégoûts, de peines physi-
ques et morales. Chaque jour, des plaintes inces-
santes frappent ses oreilles, des tableaux déchirans
affligent ses yeux ; douleurs et misères se présen-
tent à lui, sous mille formes, l'arrachent à ses
plaisirs, à ses affections, à son sommeil et quel
dédommagement trouve-t-il à tant de tribulations ?
le refus d'un salaire justement dû, toujours de
l'ingratitude, souvent de la calomnie, à peine un

remerciment. Il ne lui reste que la satisfaction de soulager.

Et cependant une statistique vient d'établir la présence de plus de sept cents médecins dans la seule ville de Lyon, celle de plus de sept mille dans la capitale, — le moindre bourg possède aujourd'hui son docteur.—Les élèves abondent dans les écoles : quel peut être l'attrait caché qui entraine ainsi la jeunesse dans une carrière, honorable il est vrai, mais si aride et si peu lucrative.

Voulez-vous le savoir ?

L'amour de l'indépendance, non de cette indépendance du rentier qui git dans un doux *farniente* et une incessante oisiveté, mais de cette indépendance de l'homme moral qui peut penser, parler et agir à sa guise sans craindre de déplaire à un pouvoir ombrageux et de perdre, en manifestant son opinion, le pain et l'avenir de sa famille. Qu'on objecte si l'on veut ce dicton si vulgaire : — Vous êtes orfèvre M. Josse. — Je n'en constaterai pas moins, qu'à notre époque de vénalité, de corruption et d'égoïsme, les idées généreuses et l'amour de cette liberté qui seule peut conduire à l'émancipation et au bien-être des peuples, se sont réfugiés presque exclusivement dans le cœur des disciples d'Hipocrate, digne réceptacle où elles ne perdront rien de leur force et de leur vitalité.

P. C. Obd..., d.-m.

Imprimerie de J. Duchesne, rue St-Antoine, 6, à Chalon-S.S.